des Urins eines Patienten stellte er die Diagnose. Der hl. Damian, Schutzpatron der Apotheker, zeigt ebenfalls ein für seinen Beruf charakteristisches Attribut: In der Rechten hält er eine Art kleinen Mörser (Reibschale) für die Salbenbereitung, in der anderen einen Salbenspatel zum Mischen der Zutaten.

Die beiden Zwillingsheiligen verdeutlichen die Nähe beider Berufe: Während der Arztberuf sich bereits in der Antike herausbildet, lässt sich der Apotheker in Europa in Gesetzestexten erst viel später fassen: z.B. verankert der berühmte Stauferkaiser Friedrich II. (1194–1250) in seinem epochalen Gesetzeswerk für das Königreich Sizilien (»Liber Augustalis«) einige Paragraphen zum Verhältnis von Arzt und Apotheker (1231/1240). Es dauerte aber noch, bis auch hierzulande Apotheken eröffnet werden: Sie werden in den prosperierenden Städten vermehrt erst ab dem 13./14. Jh. genannt. Bis dahin waren es vor allem die Klöster, in denen Heilkunde betrieben und das medizinische und pharmazeutische Wissen der Antike bewahrt wurde. Klösterliche Einrichtungen bilden in Reflexion auf diese frühen Wurzeln der Pharmazie einen bedeutenden Sammelschwerpunkt im Deutschen Apotheken-Museum.

▲ *Links: hl. Cosmas, rechts: hl. Damian, Schweiz, 18. Jh.*

Aus dem Kloster der Unbeschuhten Karmeliter in Schongau, Bayern, stammt ein **Apothekenschrank** aus der Zeit um 1740. Auf den oberen Türen sind weitere Ordensniederlassungen dargestellt. Von links: die Klöster in Regensburg und Augsburg, das Mutterkloster in München und das Kloster in Urfahrn (Reisach/Inn). Die ehemals vorhandene Ansicht des Klosters in Schongau fehlt, schloss aber früher an die rechte Seite des Schrankes an. Die Ansicht des Münchner Klosters ist mit einem dort wurzelnden Baum verbunden. Er versinnbildlicht den Baum der Erkenntnis und verdeutlicht gleichzeitig mit seinen rechts und links auf die anderen Türen übergreifenden Ästen die von München ausgehende Gründung der jüngeren Karmeliterklöster. Die unteren Türen zeigen zwei Farbfassungen. Links ein Dekor des 19. Jh. (Aloe). Die anderen bieten heute wieder die originale erste Fassung dar. Das Schrankinnere birgt eine höchst rare Kostbarkeit: die Originalausstattung mit über 180 gläsernen Standgefäßen, alle noch mit den originalen Arzneistoffen des 18. Jh. gefüllt.

Raum 2 – Historischer Überblick

Raum 2 gibt einen Überblick zur Heilkunde von der Antike bis ins 21. Jh. Hier werden verschiedene Quellen beleuchtet, aus denen die einheimische Heilkun-

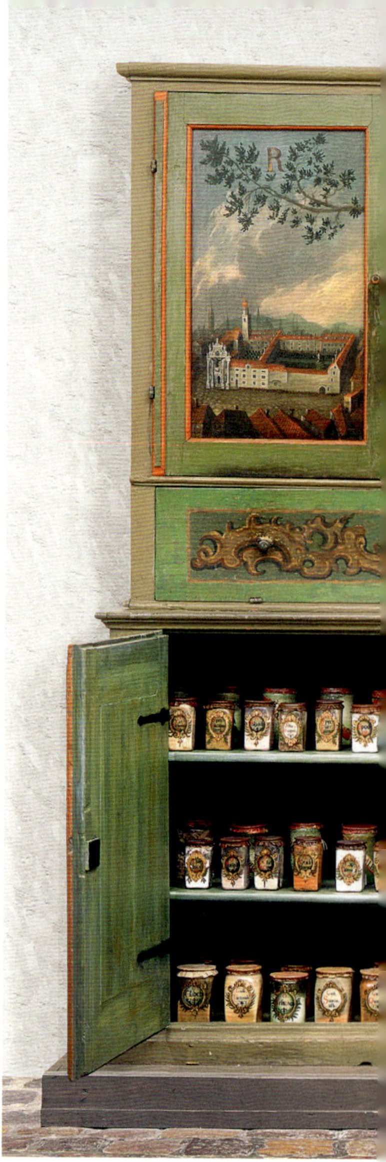

▶ *Arzneischrank, Kloster Schongau, um 1740.*

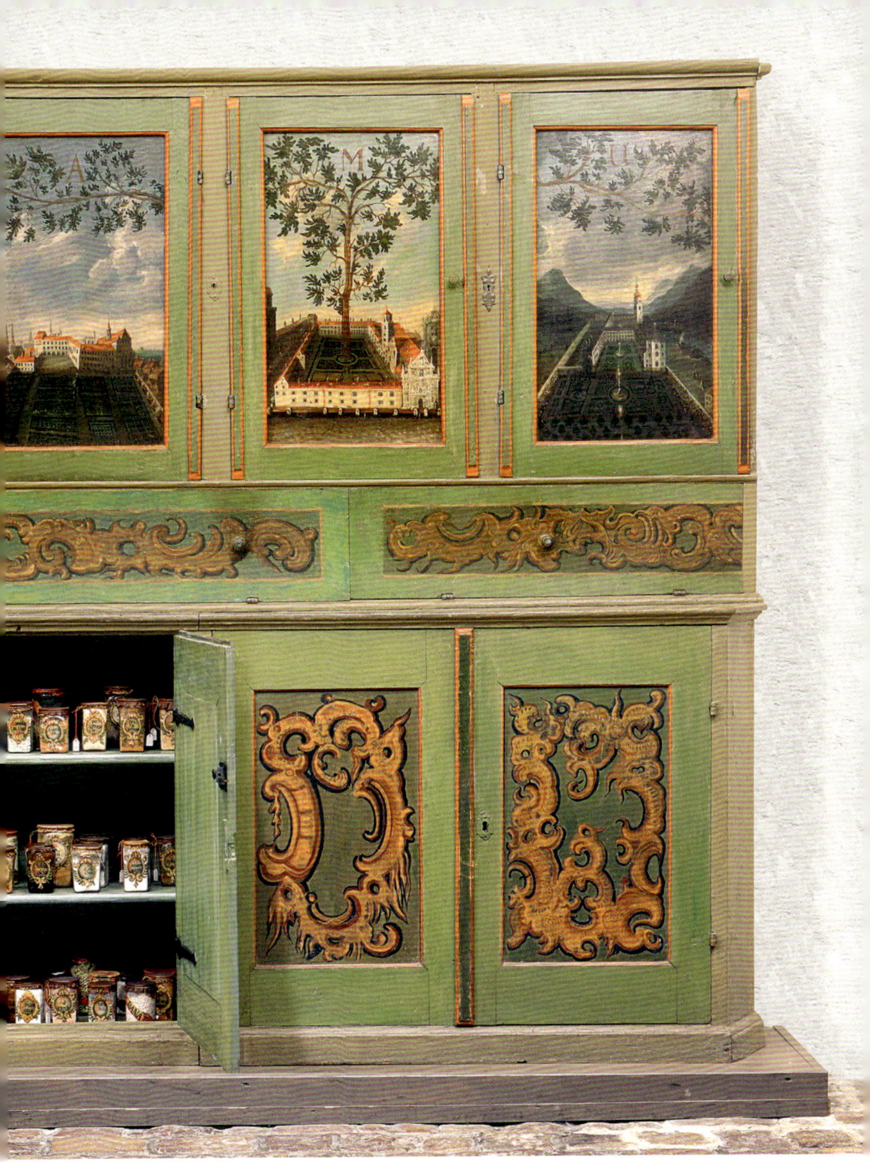

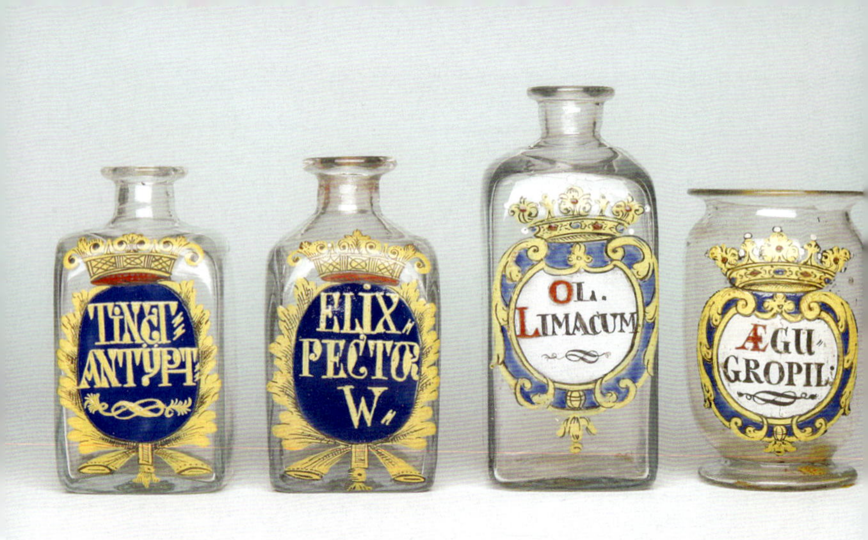

de bis ins 18. Jh. schöpfte. Dabei stehen das heilkundliche Wissen der Antike und dessen Rezeption durch Byzanz, Persien und den arabisch-islamischen Kulturraum sowie einheimische Traditionen (z. B. im Rahmen der Klostermedizin) im Mittelpunkt. Exemplarisch treten den Texten des Raumes Museumsexponate (Innovationen, zeittypische Klassiker etc.) an die Seite. So birgt eine Vitrine römische Balsamarien (1. Jh. v. Chr.), persische Keramik des 14. Jh., älteste datierte hölzerne Apothekengefäße aus dem deutschsprachigen Raum (1607/08), das zuverlässig geeichte Nürnberger Medizinalgewicht (Einführung 1555) und das erste amtliche Arzneibuch (Valerius Cordus, 1546). Ein multifunktionaler Dampfdestillationsapparat (um 1890) steht für den Einzug der Industrialisierung auch in die Apotheke.

Im Zentrum des Raumes dominiert die barocke Offizin (lat. officina = Werkstatt) des Benediktinerklosters Schwarzach, Baden/Rheinmünster (ca. 1724). Sie zeigt eine pastos hellgrüne Farbfassung mit dezenter Goldakzentuierung. Auf der Eichenplatte des Rezepturtisches wachen der antike Heilgott Äskulap und seine Tochter Hygieia über die Arzneibereitung. In den Händen halten sie ihre Attribute, Stab und Schlange. In den Regalflächen sind Teile der berühmten und weltweit größten Sammlung emailbemalter Glasstandgefäße zu sehen. Sie stammen überwiegend aus dem mitteldeutschen Raum des 18. Jh.

Gegenüber der Offizin gruppieren sich Exponate zum Thema »Glaube und

▲ *Emailbemalte Glasstandgefäße, 18. Jh.*

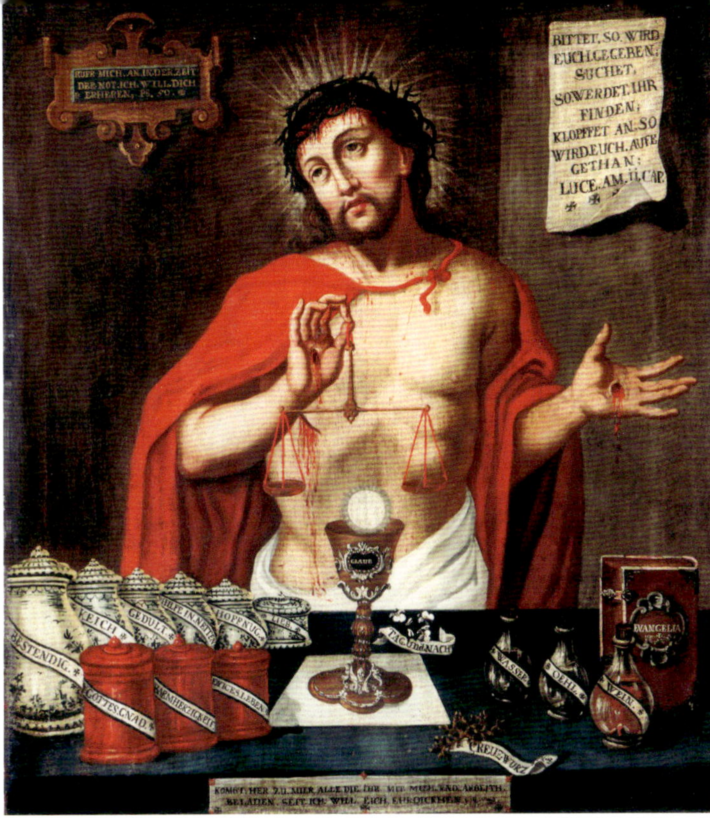

Heilung«. Mehrere Gemälde im Museumsbestand zeigen das beliebte Bildmotiv »Christus bei der Arzneibereitung in einer Apotheke«. Versinnbildlicht wird, dass wahre Heilung nur durch Gott möglich ist. Die Standgefäße enthalten daher nicht die typischen Arzneistoffe, sondern christliche Tugenden (z.B. Barmherzigkeit). Das Rezeptbuch ist die Bibel, die Waage wiegt nicht Arzneizutaten, sondern am Tag des Jüngsten Gerichtes die Seelen. Ausschnitte aus der Sammlung religiöser Volkskunst (Amulette, Votivgaben 17.–19. Jh.) sowie verschiedene Heiligenfiguren (Pestheilige hl. Sebastian, hl. Rochus; Patronin der Apotheker hl. Maria Magdalena) veranschaulichen die Breite der Thematik.

▲ *Christus in einer Apotheke, München, 2. Hälfte 18. Jh.*

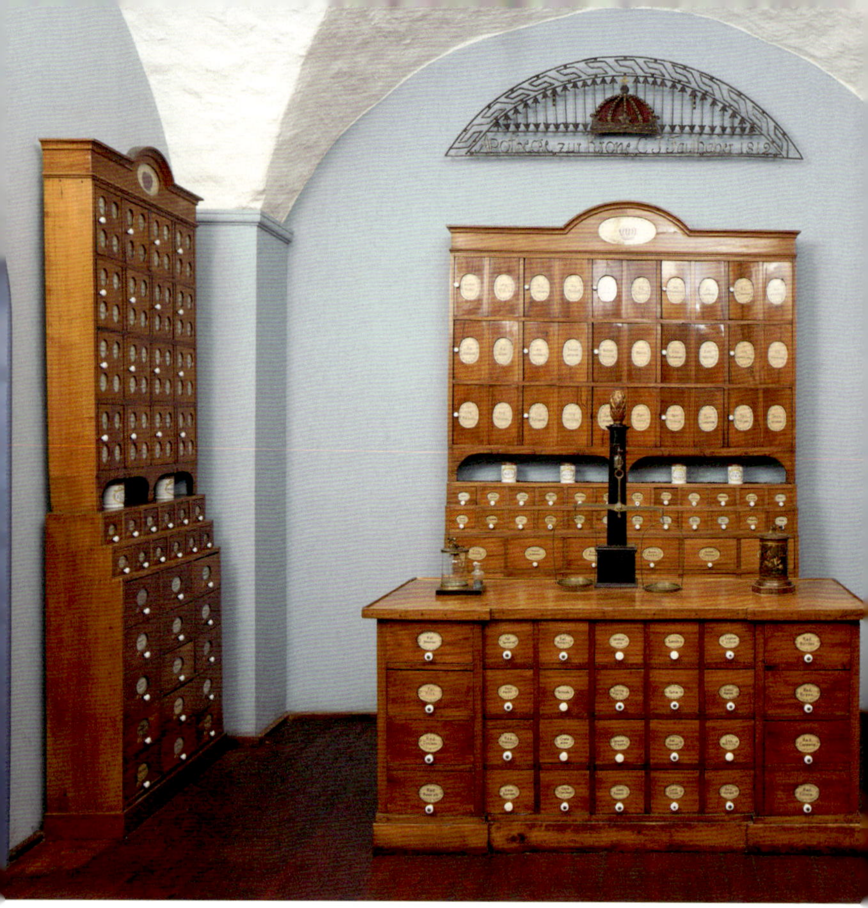

Raum 3 und 4 – Kinderapotheke und Biedermeierapotheke

In die regen museumspädagogischen Aktivitäten des Museums ist stets auch Raum 3 mit einbezogen. Hier können Kinder nach Herzenslust auf eigene Faust als kleine Apotheker aktiv werden.

Mit dem benachbarten Raum 4 ist die dafür interessante Nähe zu einer

▲ *Apotheke zur Krone, Ulm, Mobiliar um 1812–1814.*

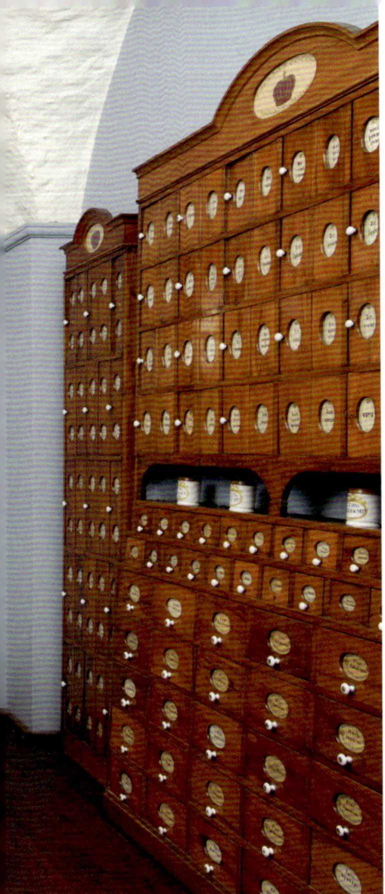

weiteren authentischen Apothekeneinrichtung gegeben. Die hellblaue Fassung der Wände entspricht dem originalen Farbbefund und bildet so den perfekten Rahmen für den warmen Farbton des Kirschbaummobiliars der **Apotheke zur Krone in Ulm** (ca. 1812–1814). Ungewöhnlicherweise ist der Platz für die

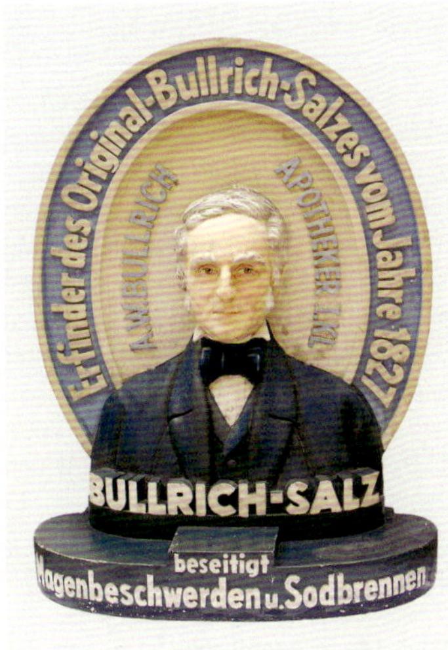

Standgefäße als geschlossenes Schrankmöbel konzipiert. In die Gestaltung flossen der Kunstsinn und die langjährige Erfahrung des Apothekenbesitzers Christoph Jacob Faulhaber (1772–1842) ein: Türen schützen die Arzneien vor Licht und Ungeziefer, die Doppelbeschriftung – auf der Türe außen, am Gefäß im Inneren – beugt Verwechslungen vor.

Dem stand ein wesentlicher Nachteil gegenüber: Die Einrichtung entsprach bald nicht mehr den gesetzlichen Vorschriften und wurde 1898 bei einer

▲ *Der Apotheker Erster Klasse August Wilhelm Bullrich warb im Schaufenster der Apotheke »höchstpersönlich« für das nach ihm benannte Bullrich-Salz. Halbfigur, Hartkunststoff, ca. 1950.*

Apothekenrevision beanstandet. Die Offizin übersiedelte daraufhin in das Ulmer Stadtmuseum. Nachdem die Ulmer Mohren-Apotheke im Zweiten Weltkrieg zerstört worden war, kam das Mobiliar der Kronen-Apotheke im Apothekennotquartier jedoch erneut in Betrieb und zeigte sich dort allen Anforderungen gewachsen. Erst als das neue Domizil der Mohrenapotheke samt modernster Offizineinrichtung 1959 bezogen wurde, fand die wertvolle Ausstattung im Deutschen Apotheken-Museum ihren neuen Standort.

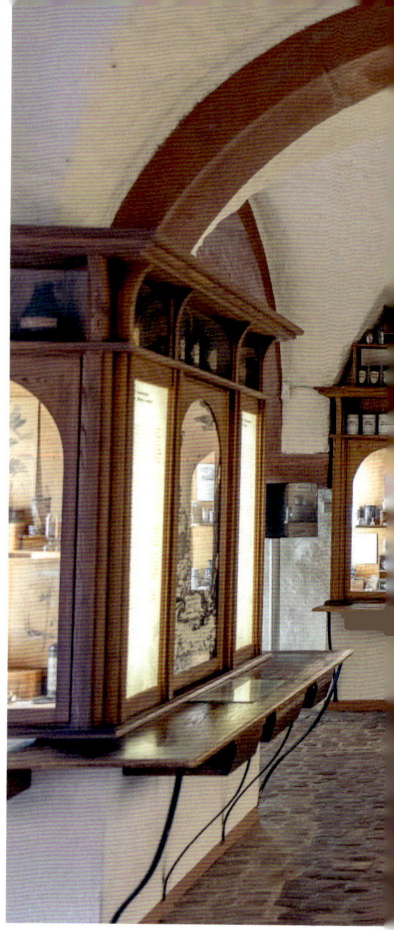

Raum 5 – Das Arzneimittel

Das Deutsche Apotheken-Museum besitzt den weltweit umfänglichsten Bestand von arzneilich verwendeten Materialien aus der »materia medica« des 17.–20. Jh. Unter dem lateinischen Begriff »materia medica« versteht man die Gesamtheit aller Rohstoffe, die entweder als solche arzneilich verwendet oder zu Medikamenten weiterverarbeitet werden. Zum Arzneischatz rechnete man pflanzliche (Vegetabilia), tierische (Animalia) und mineralische (Mineralia) Drogen. Alle arzneilich verwendeten Rohstoffe werden in der pharmazeutischen Fachsprache als »Droge« bezeichnet (von »trocken« abgeleitet). Das Pflanzenreich ist der älteste und lange auch der meistgenutzte Bereich zur Gewinnung pharmazeutisch verwendeter Substanzen (z.B. Blätter, Blüten, Samen, Wurzeln oder Sekrete). Aus dem Tierreich stammten etwa 10–20% der verwendeten Drogen. Fette dienten als Salbengrundlage, und das Horn des sagenumwobenen Einhorns schätzte man wegen seiner vermeintlich giftwidrigen Wirkung. Zum Mineralreich zählte man seit der Antike Steine, Metalle und Erden. Größeres Interesse erfuhr es besonders seit **Paracelsus (1493/94–1541).**

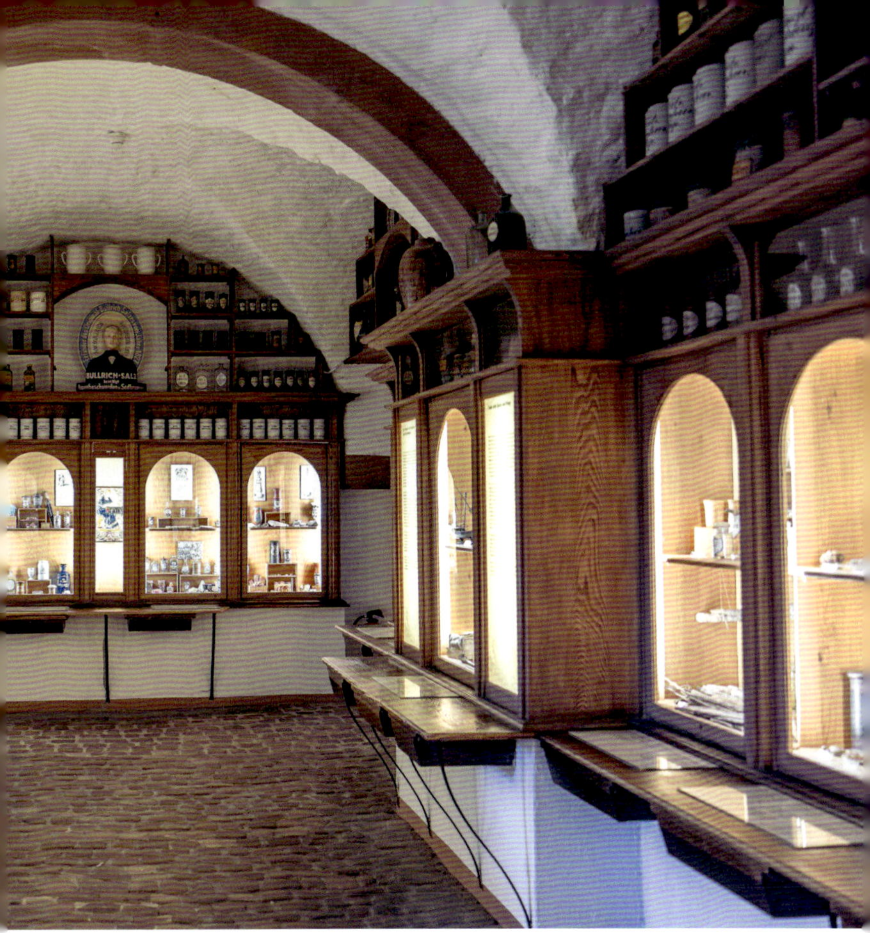

In Raum 5 werden über 1.000 Rohstoffe in 28 Vitrinen thematisch teils nach Wirkstoffen, teils nach Indikationsgebieten präsentiert. Sie sind mit zeitgenössischen Pflanzengrafiken und mit Arzneigefäßen des 17.–19. Jh. kombiniert. Salbei und Johanniskraut begegnen dabei ebenso wie heute obsolet gewordene Mittel, beispielsweise die fiebersenkende Chinarinde (ab dem 17. Jh. gegen Malaria genutzt). Hinzu kommen Rohstoffe, die

▲ *Blick in die Arzneimittelsammlung.*

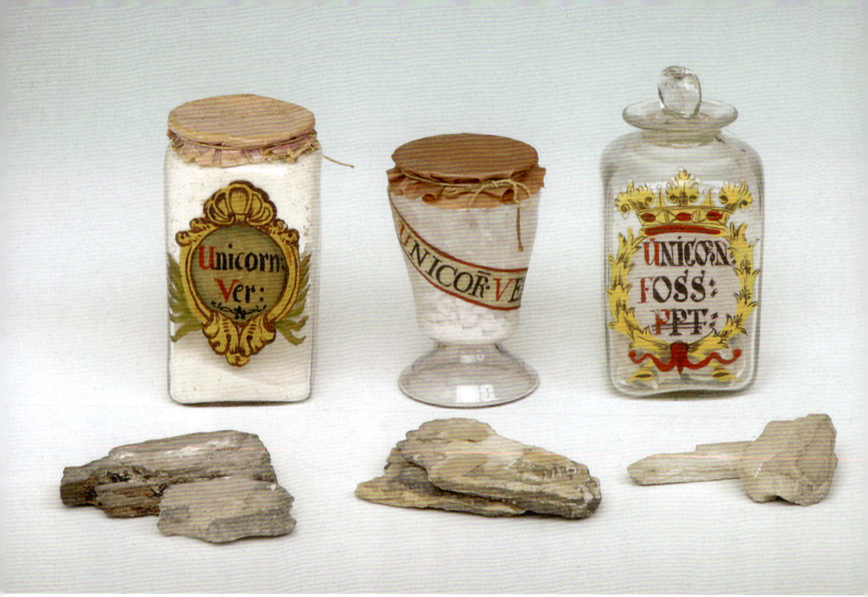

▲ *oben: Glasgefäße für das »wahre« Einhorn (Narwalzahn), rechts für fossiles Einhorn (Mammutzahn), Deutschland, 18. Jh.*

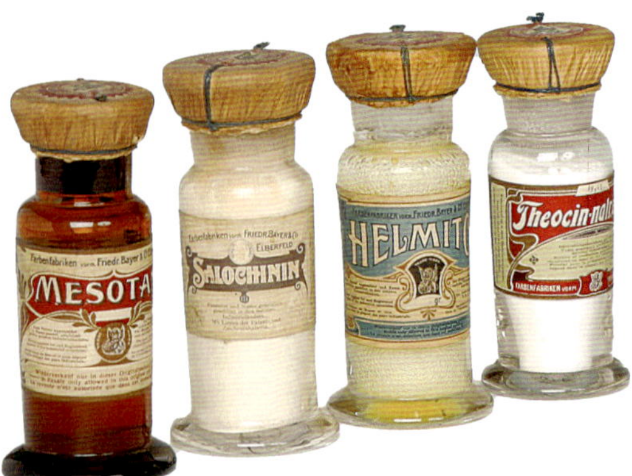

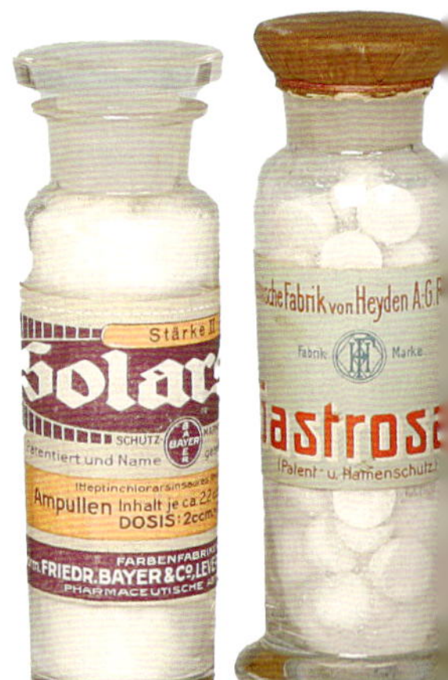

▲ *Frühe industriell hergestellte Arzneimittel, 1910/30.*

als Arzneimittel in den europäischen Kulturkreis eingeführt und bald zu Genussgütern wurden wie Tee, Kakao oder Gewürze. Seltsam muten daneben Einhornpräparate, Mumienpulver und Menschenfett an. Der **»Königin der Arzneimittel«** (»Theriak«) ist eine ganze Vitrine gewidmet. Von der Antike bis ins 18. Jh. war die im Laufe der Zeit von rund 60 auf 200 Zutaten angewachsene Mixtur von dunkler Farbe und marmeladenartiger Konsistenz ein unverzichtbarer Klassiker des Arzneischatzes. Die als Allheilmittel angepriesene Mischung enthielt vorwiegend pflanzliche Bestandteile (u.a. Pfeffer, Rosenblätter, Veilchenwurzel, Süßholz, Myrrhe), aber auch stark wirkende Zutaten wie Opium und solche aus dem Tierreich, z.B. Vipernfleisch.

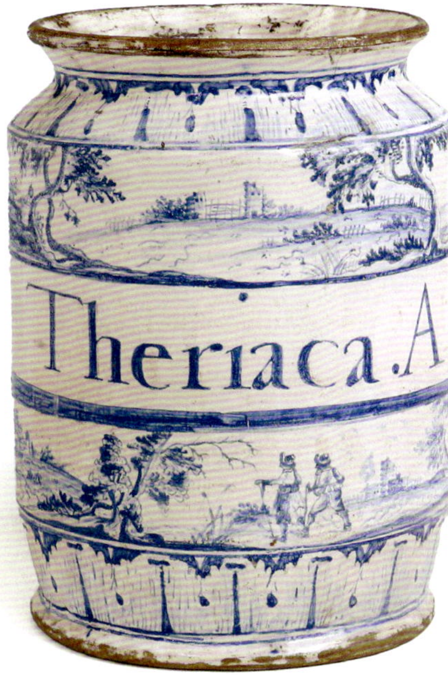

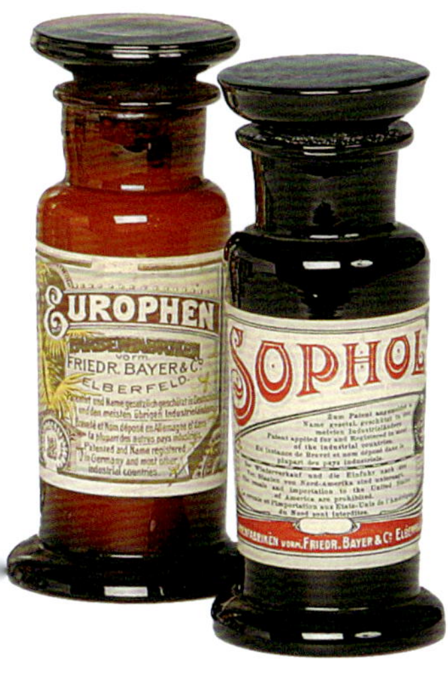

Die am Ende des 19. Jh. beginnende industrielle Fertigung von Medikamenten rückt im hinteren Bereich des Raumes in den Fokus und leitet über zu besonderen pharmazeutischen Meilensteinen des 20. Jh., darunter Klassiker wie Aspirin (von 1917) und erstes Penicillin (von 1947), aber auch Rara wie erste Fertigarzneimittel aus der Zeit ab 1900.

▲ *Prachtvolles Standgefäß für Theriak, Majolika, Talavera, um 1700.*

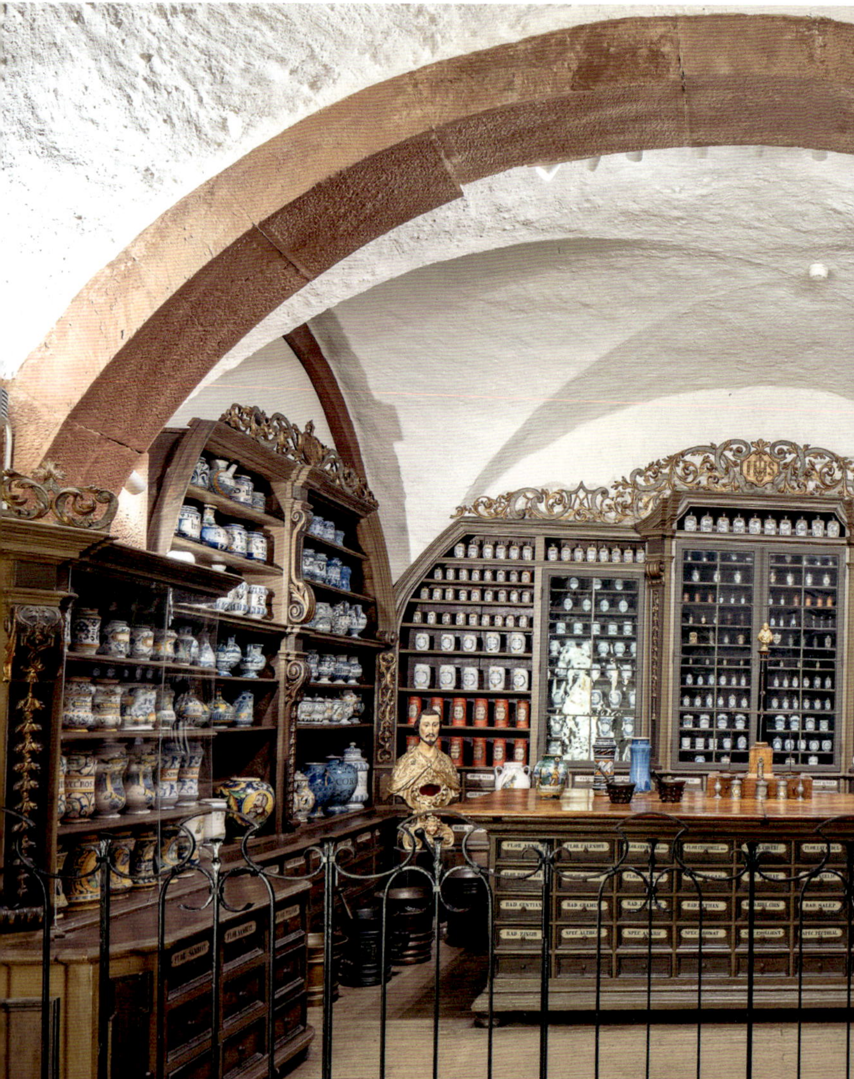
FLOR CALENDUL
RAD GENTIAN
RAD SALEP
SPEC PECTORAL

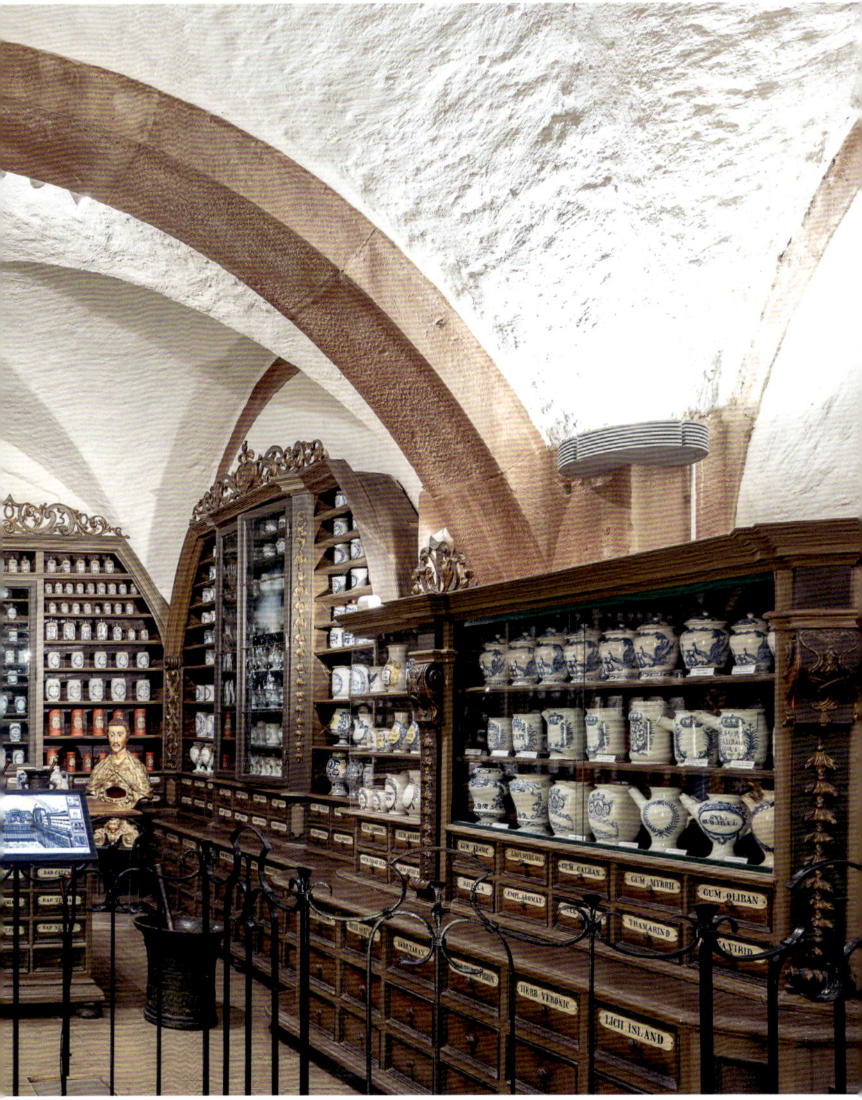

▲ *Offizin des Ursulinenklosters Klagenfurt, 1730.*

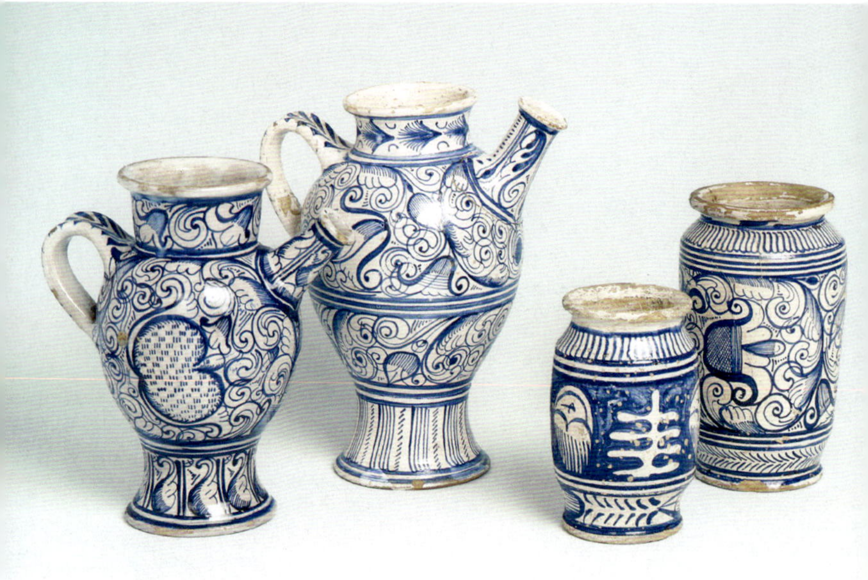

Raum 6 – Die Offizin

Der lateinische Begriff »officina« bedeutet »Werkstatt« – hier wurde die Arznei hergestellt. In Standgefäßen und Schubladen hielt man einen Handvorrat einzelner Rohstoffe (Simplicia) und fertig gemischte Rezepturen aus mehreren Arzneistoffen (Composita) bereit. Am Arbeitstisch (Rezepturtisch) bereitete der Apotheker nach Rezept des Arztes die Arznei. Der Kunde konnte zunächst nur durch ein Fenster einen Blick in den Raum werfen. Bis ins 18./19. Jh. war es üblich, nur so mit dem Apotheker zu kommunizieren. Erst ab da wurde die Offizin nach und nach für Kunden zugänglich.

▲ *Fayencegefäße, Arnstadt, 17. Jh.*

URSULINENKLOSTER KLAGENFURT

Im Kloster wurden Medikamente für den Bedarf des Konvents in der Krankenpflege und für Bewohner umliegender Ortschaften bereitet. Der geringe Lohn, der an der Klosterpforte für die Arznei verlangt wurde (»Gotteslohn«), verärgerte nicht selten die Apotheker in den benachbarten Städten. Die Offizin der Ursulinerinnen zeigt sich prachtvoll ausgestaltet: Vergoldetes

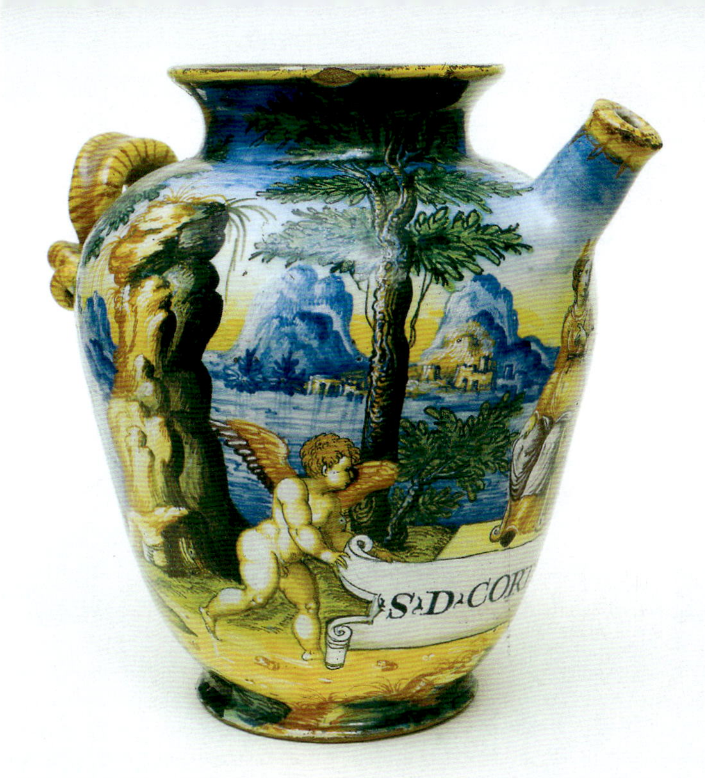

Rankenwerk bekrönt die Regale. Mittig platziert findet sich das Christusmonogramm »IHS«, links und rechts außen ist ein Zahlenpaar mit dem Blattwerk eng verwoben und nennt das Jahr der Errichtung, 1730. Die Mächtigkeit des Rezepturtisches wird von der im 19. Jh. ergänzten Nussbaumplatte noch unterstrichen. Aus dieser Zeit stammt auch die jetzige Farbfassung. Ursprünglich zeigte sich die Einrichtung nämlich farbenfroh in grün und rot, mit Gold akzentuiert und mit weiß-rot marmorierten Sockelleisten, wie eine restauratorische Untersuchung ergab.

Die Regalflächen bieten Raum für die **herausragende Majolika- und Fayencesammlung:** links farbenprächtige italienische Majoliken des 15.–17. Jh. (z.B. aus Faenza, Venedig, Savona);

▲ *Sirupkanne aus der berühmten Fontana-Werkstatt in Urbino, 1542/1571.*

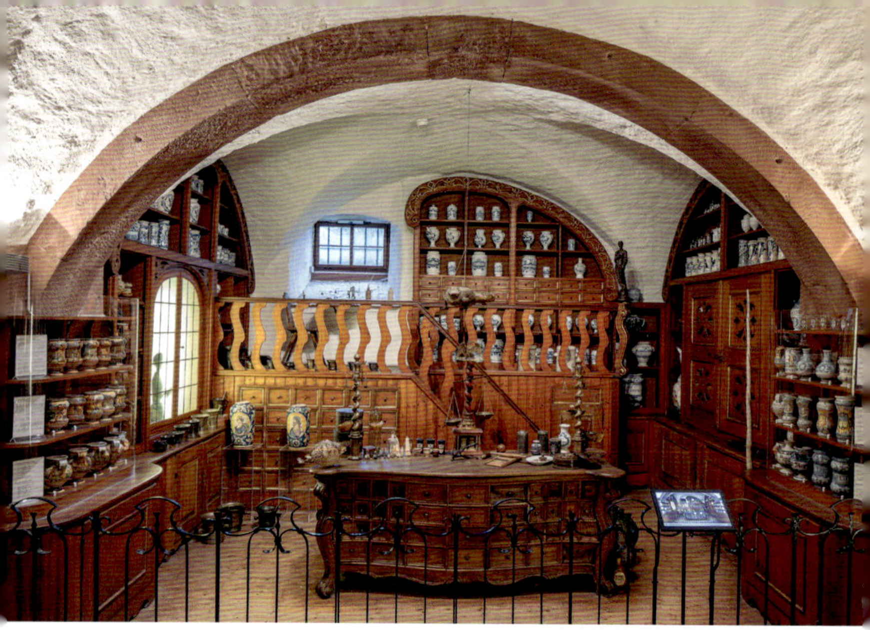

rechts die weißglänzenden Erzeugnisse deutscher Manufakturen des 18. Jh. mit filigran in blau gehaltenen Blattkranzkartuschen (z. B. Hanau, Nürnberg, Durlach). Weitere Highlights bilden frühe Fayencen aus Arnstadt (17. Jh.).

HOF-APOTHEKE BAMBERG

Barocke Mobiliarteile der Bamberger Hof-Apotheke – darunter der Rezepturtisch aus der Zeit um 1730/40 – bilden den Rahmen für eine anschauliche Apothekeninszenierung. Im Gegensatz zur benachbarten klösterlichen Einrichtung steht sie beispielhaft für eine öffentliche Apotheke des 18. Jh. Über ein Fenster konnten Kunde und Apotheker kommunizieren, von außen aber auch Einsicht in die Offizin nehmen. Der Apotheker legte auf deren Gestaltung stets besonderes Augenmerk. Lange Reihen prächtiger Standgefäße, diverse Gerätschaften und meist ein zentral positioniertes Schauobjekt gab es zu sehen: mit einem schön gedrehten Narwalzahn oder einem ausgestopften Krokodil assoziierte ein Betrachter, der selten über die Grenzen der Stadt hinausgekommen war, ohne viele Worte sofort den Eindruck des Exotischen, Fremden und Geheimnisvollen.

▲ *Mobiliar aus der Hof-Apotheke Bamberg, um 1730/40.*

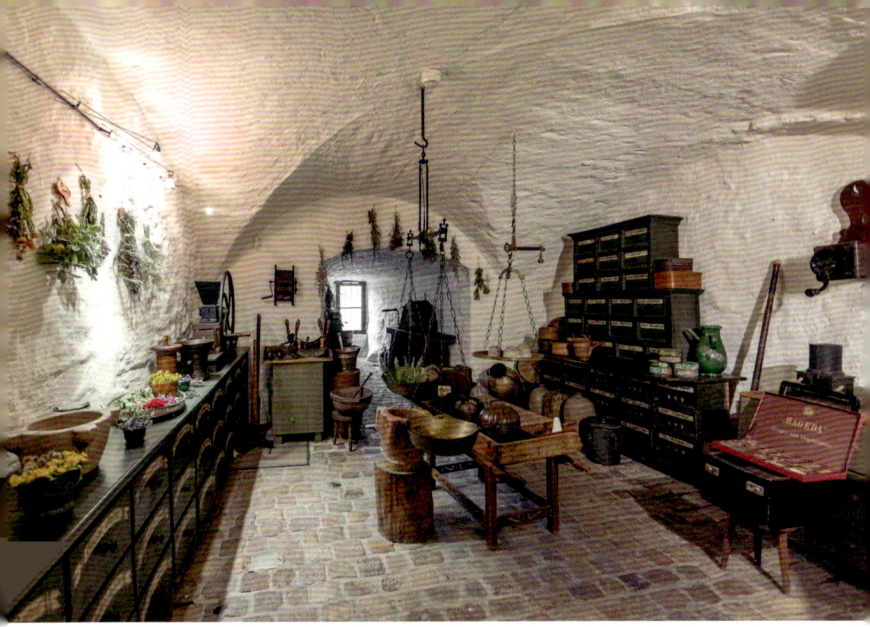

▲ *Material- und Kräuterkammer mit Mobiliar aus der Stadt-Apotheke Mosbach, 17. Jh.*

Raum 7 – Die Material- und Kräuterkammer

Als Lager für die trocken zu lagernden Großvorräte diente bis ins 20. Jh. die **Material- und Kräuterkammer,** oft im Dachboden gelegen.

Hier wurden neben Pflanzen und anderen Rohstoffen ab dem 19. Jh. auch zunehmend feste Chemikalien gelagert. Charakteristische Elemente waren große Vorratsgefäße (Krüge, Korbflaschen etc.), Trockengestelle sowie einfache, hohe Regale mit geräumigen Schubladen.

Der **abgetreppte Schubladenschrank** aus der **Stadtapotheke in Mosbach** ist eines der ältesten Möbel der Sammlung (17. Jh.). Auffällig ist besonders die Gestaltung der drei untersten Schubladenreihen: Jede Lade zeigt drei weiße Kreuze, die als Vorsichtsmaßnahme gedacht sind, denn in diesen Schubladen wurden deutlich getrennt von den üblichen Stoffen die stark wirksamen Drogen gelagert, z.B. Digitalisblätter (Fingerhut, Herzmittel).

Verschiedenste Gerätschaften aus der Zeit des 17.–19. Jh. verdeutlichen die vielfältigen Verarbeitungsmöglichkeiten von Rohstoffen. Gezeigt werden hier z.B. **kostbare Mörser,** aber auch einfache Wiegemesser, Schneidebretter, Mühlen und Waagen zum Abmessen großer Mengen.

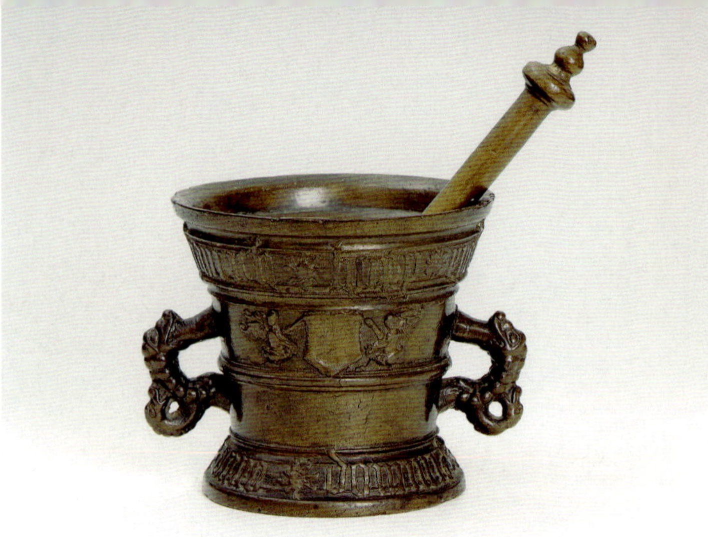

Raum 8 – Das Apothekenwahrzeichen

Zum äußeren Erscheinungsbild einer Apotheke gehörte jahrhundertelang ein individuelles **Apothekenwahrzeichen.** Bemalte Schilder wiesen z. B. auf den Namen der Apotheke und ihres Besitzers hin. Oft veranschaulichte auch Figurenschmuck (Tiere, Fabelwesen, Schutzpatrone) den Apothekennamen. Die Namensgebung der Apotheken war vielseitig. Die Bezeichnung »Rats-« oder »Stadt-Apotheke« verweist z. B. auf rechtliche Verhältnisse. Daneben finden sich biblische (Marien-Apotheke) und regionale Bezüge: Löwen-Apotheken finden sich oft in Territorien, in denen der Löwe als Wappentier dominiert (Kurpfalz, Bayern), Adler-Apotheken begegnen später häufig in Preußen, wo der Adler als Wappentier allgegenwärtig war. Auch Fabelwesen, wie das sagenumwobene Einhorn, waren beliebte Namenspatrone.

Der Sammlungsschwerpunkt »Apothekenwahrzeichen« umfasst nicht nur einige der ältesten bis heute erhaltenen Apothekenschilder (z. B. Hof-Apotheke Füssen, 1696) und viele anmutige Tierfiguren. Auch dem verschlungenen Weg bis zum heute geläufigen Apothekensymbol wird gefolgt. Die Vorstufen können dazu mit höchst singulären Originalexponaten illustriert werden, wie beispielsweise mit dem ersten Einheits-Wahrzeichen (1928) und dem »Drei-Löffel-Emblem« vom Ende der 1920er Jahre,

▲ *Bronzemörser aus der Werkstatt Hachmann, Kleve, 1554.*

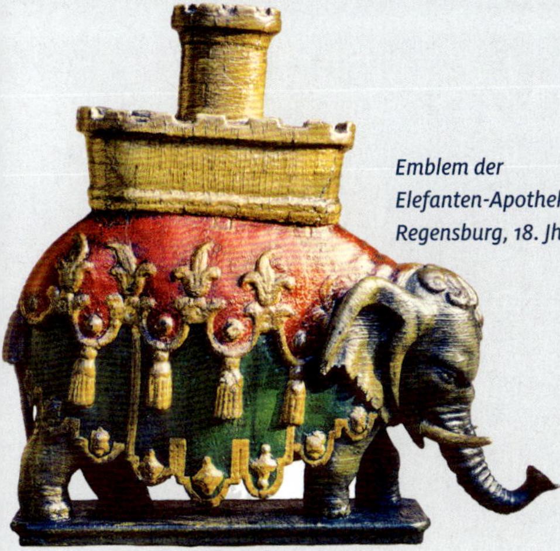

Emblem der Elefanten-Apotheke Regensburg, 18. Jh.

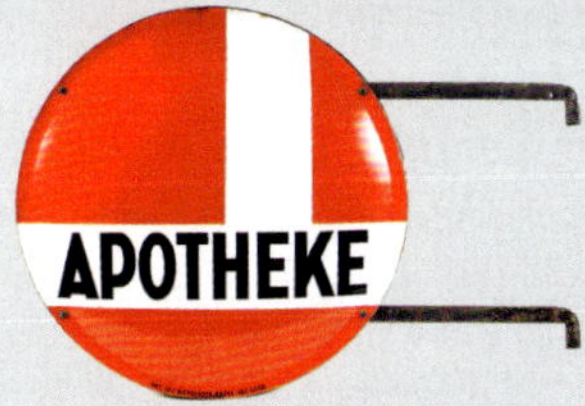

Einheitszeichen, 1928.

Drei-Löffel-Emblem, um 1930.

dessen Tage aufgrund des radikal-modernen Entwurfs im Stil der Neuen Sachlichkeit mit der Machtergreifung der Nationalsozialisten gezählt waren.

Raum 9 – Wechselausstellung

In den Vitrinen in Raum 9 werden in stetem Wechsel Highlights aus der Sammlung gezeigt, darunter Exponate des 19. Jh. aus dem Nachlass des Morphinentdeckers Friedrich Wilhelm Sertürner (1783–1841). Exponate der Moderne sind als Vertreter des Ideals der »guten Form« z.B. die Apothekengefäße für die **Sicherersche Apotheke Heilbronn:** Der Entwurf stammt aus der Hand der berühmten Industriedesigner Wilhelm Wagenfeld (1900–1990) und Heinrich Löffelhardt (1901–1979).

Raum 10 – Das Labor

In einem früheren Teil der Schlossbefestigung, dem beeindruckenden **»Apothekerturm«,** werden Einblicke in einen weiteren Arbeitsbereich des Apothekers gegeben, in das Laboratorium (»Arbeitsraum«, abgeleitet von lat. labor = arbeiten). Unabdingbar waren hier Feuerstellen, deren Wärme zur Durchführung vieler Herstellungsprozesse benötigt wurde. Die Entwicklung der Alchemie spielte für die Laborausstattung eine zentrale Rolle. Obwohl die arabische Alchemie ab dem 12. Jh. im mittelalterlichen Europa zunehmend bekannter wurde, nutzte man zunächst nur wenige ihrer Techniken und Methoden zur Arzneigewinnung. Erst ab dem 15./16. Jh. kam es in der Nachfolge von Paracelsus (1493/94–1541) zu einer breiteren Rezeption, und bald war bei-

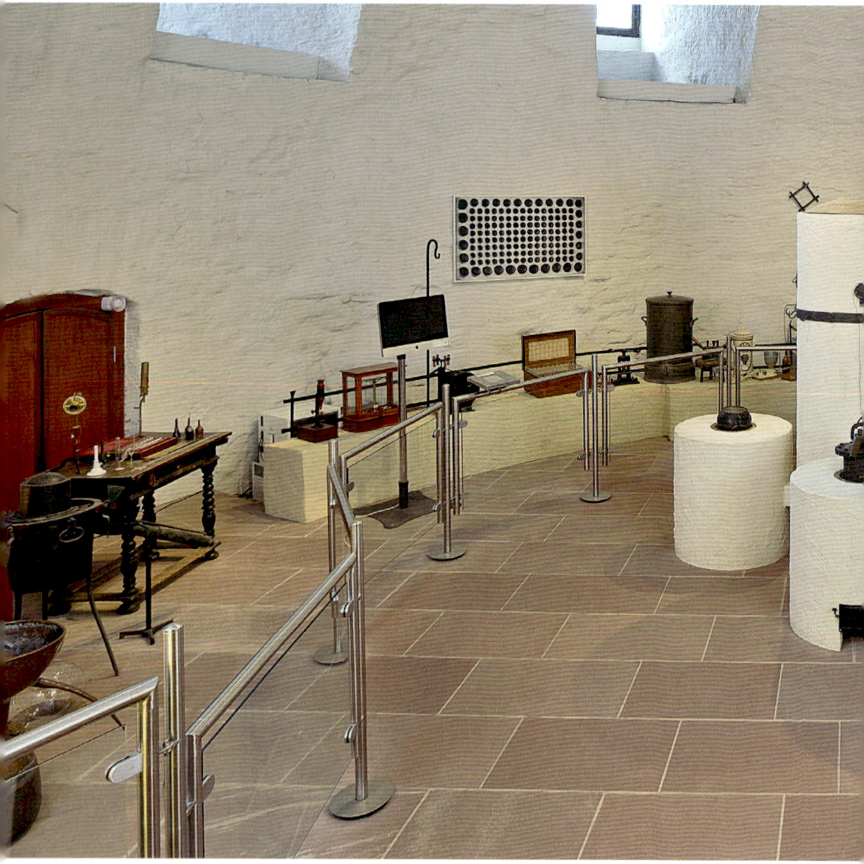

spielsweise die Destillation aus der Pharmazie nicht mehr wegzudenken. »Gebrannte Wässer« (lat. aqua vitae, Lebenswasser) und ätherische Öle erfreuten sich dabei nicht nur in der Heilkunde großer Beliebtheit. Zeitgenössische Abbildungen des 16./17. Jh. dienten für Inszenierungen in diesem Raum als Vorbild, z. B. für die an den Wänden umlaufend aufgestellten Öfen und Gerätschaften. Unübersehbar in der Mitte des Raumes ist der Nachbau eines sog. Bequemlichkeitsofens des 16. Jh. Der Hauptturm beheizte über entsprechende Zugänge drei auch separat

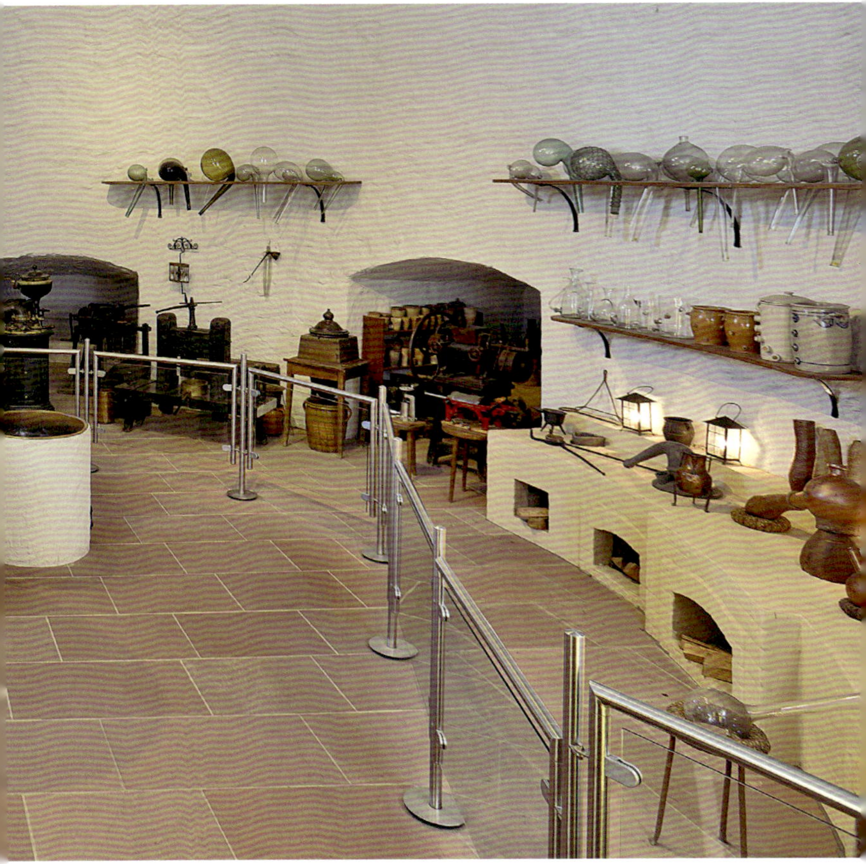

nutzbare Nebenöfen: Jeder der vier Öfen verfügte über einen Rost sowie spezielle Öffnungen für die Luftzufuhr. Dieser Ofentypus, auch Fauler Heinz genannt, ermöglichte es, die Hitzezufuhr vom Hauptturm in die Nebenöfen mit Stellschiebern zu regulieren.

Auf Regalen entlang der Wände sind typische Laborgerätschaften angeordnet, so z. B. ein Teil der weltweit größten

▲ *Blick in den Apothekerturm: Bereich Laboratorium.*

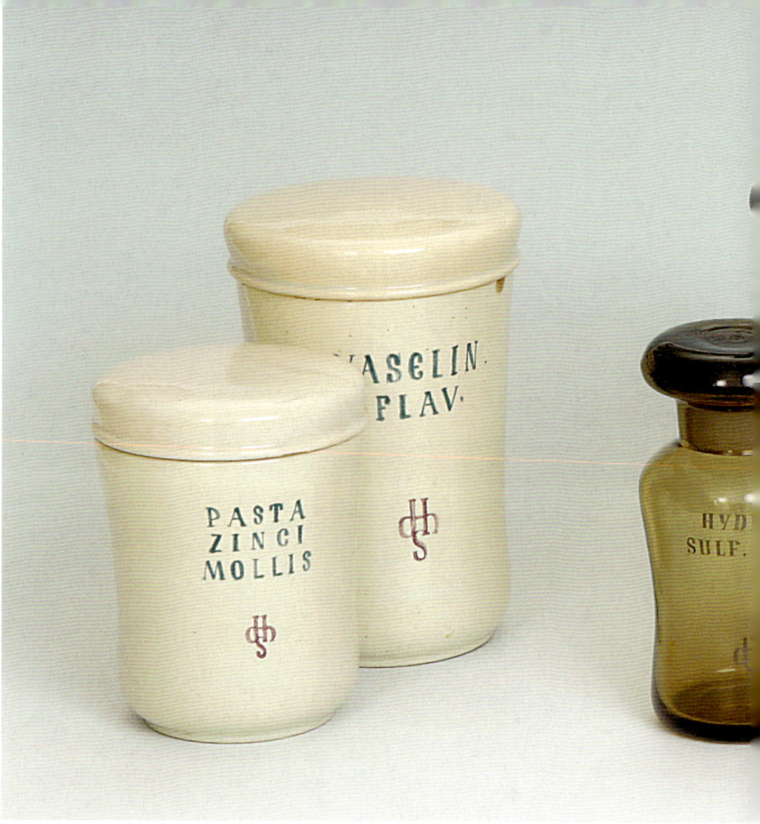

Sammlung technischer Gläser: Gläserne Destillierhelme und Retorten, Florentiner Flaschen, Dekantiergefäße und viele andere typische Laborgefäße auch aus Keramik und Metall werden gezeigt. Nach Arbeitstechniken getrennt werden außerdem verschiedene großformatige Arbeitsgeräte vorgestellt, darunter mächtige Pressen, wie das eicherne Schwergewicht aus der Löwen-Apotheke Landshut (17. Jh.).

Raum 11 – Museumsshop

Im Jahr 1927 wurden die Mobiliarteile aus der **Diana-Apotheke Bad Kleinen** angefertigt. Sie bilden einen ansprechenden Rahmen für den gut sortierten Museumsshop. Hier findet der Besucher ein umfangreiches Buchsortiment, Repliken von Apothekengefäßen, Konfekt, Kosmetik und vieles mehr rund um das Thema Pharmaziegeschichte.

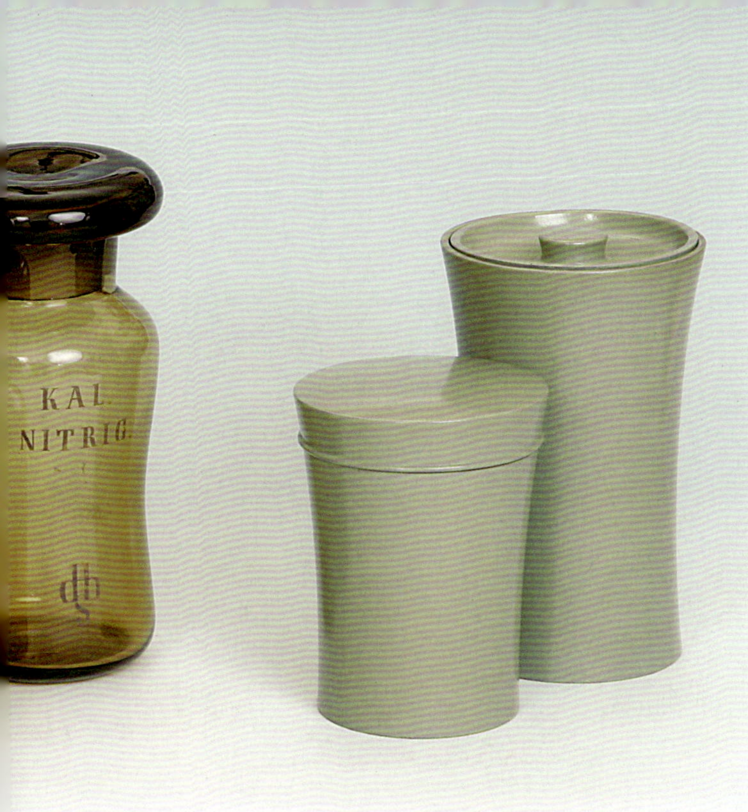

Literatur

Rudolf Schmitz, Geschichte der Pharmazie, Bd. 1 – Von den Anfängen bis zum Ausgang des Mittelalters, Eschborn 1998. – Wolf-Dieter Müller-Jahncke, Christoph Friedrich, Geschichte der Pharmazie, Bd. 2 – Von der Frühen Neuzeit bis zur Gegenwart, Eschborn 2005. – Elisabeth Huwer, Das Deutsche Apotheken-Museum, Schätze aus zwei Jahrtausenden Kultur- und Pharmaziegeschichte, Regensburg 2015 (3. Auflage).

▲ *Ensemble der Sichererschen Apotheke Heilbronn, Design W. Wagenfeld/H. Löffelhardt, Entwurf 1949/50.*

Grundriss
Deutsches Apotheken-Museum

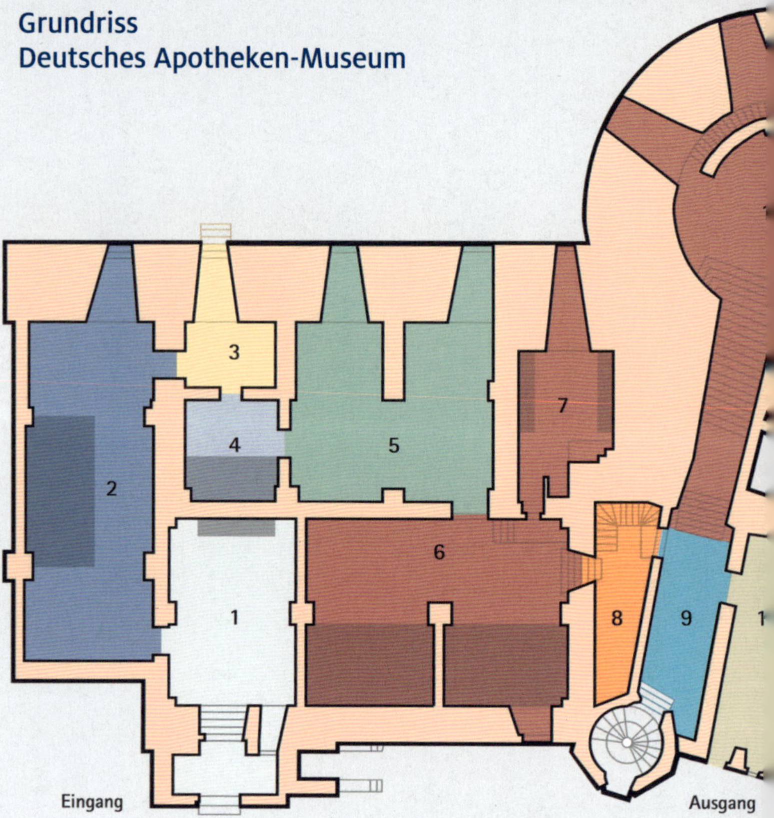

Raum 1	Empfang/Info	**Raum 6**	Die Apothekenoffizin
Raum 2	Geschichte des Apothekenwesens	**Raum 7**	Die Material- und Kräuterkammer
Raum 3	Interaktiver Bereich – Kinderapotheke	**Raum 8**	Das Apothekenwahrzeichen
Raum 4	Biedermeierapotheke	**Raum 9**	Wechselausstellungsbereich
Raum 5	Das Arzneimittel im Wandel der Zeit	**Raum 10**	Das Laboratorium
		Raum 11	Museumsshop, Ausgang